BEI GRIN MACHT SICH IHR
WISSEN BEZAHLT

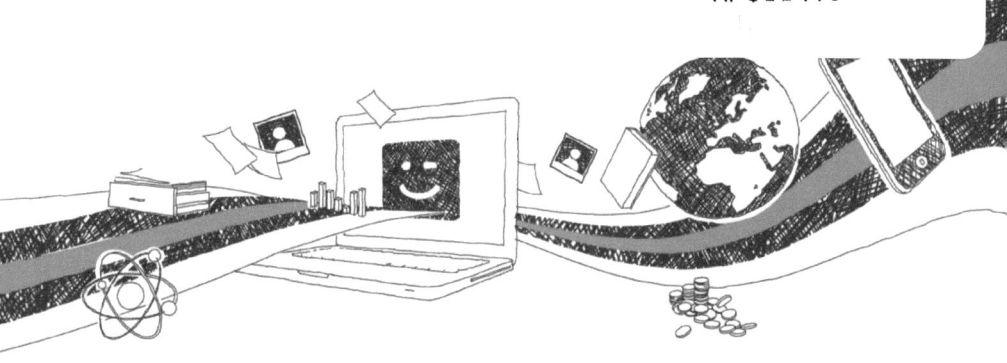

- Wir veröffentlichen Ihre Hausarbeit,
  Bachelor- und Masterarbeit

- Ihr eigenes eBook und Buch -
  weltweit in allen wichtigen Shops

- Verdienen Sie an jedem Verkauf

Jetzt bei www.GRIN.com hochladen
und kostenlos publizieren

Schulrecht im Zusammenhang mit Gesundheitsfachberufen

Daniel Piel

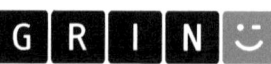

Bibliografische Information der Deutschen Nationalbibliothek:

Die Deutsche Nationalbibliothek verzeichnet diese Publikation in der Deutschen Nationalbibliografie; detaillierte bibliografische Daten sind im Internet über http://dnb.d-nb.de abrufbar.

ISBN: 9783346556806
Dieses Buch ist auch als E-Book erhältlich.

Schulrecht im Zusammenhang mit Gesundheitsfachberufen

Hausarbeit

Daniel Piel (2020)

Medizinpädagoge (B.A)
Gesundheits- und Krankenpfleger | Notfallsanitäter | Desinfektor

Inhaltsverzeichnis

Inhaltsverzeichnis...2

Gendererklärung...3

Tabellenverzeichnis..4

Abkürzungen...4

1 Darstellung der aktuellen gesetzlichen Grundlagen der Gesundheitsfachberufe ..5

2 Vergleich zentraler Aspekte der gesetzlichen Grundlagen unterschiedlicher Gesundheitsfachberufe...7

   2.1 Anforderungen an die Schule 7
      2.1.1 Notfallsanitäter...7
      2.1.2 Pflege...7
      2.1.3 Hebammen 8

   2.2 Zugangsvoraussetzungen für die Ausbildung..8

   2.3 Ausbildungsziele..9

   2.5 Anrechnung von Fehlzeiten 9

   2.4 Voraussetzungen für die Erteilung der Berufserlaubnis 10

3 Erläuterung zu vorbehaltenen Tätigkeiten unterschiedlicher Gesundheitsfachberufe...11

4 Unterrichtsstörungen und Bestrafungen im Unterricht.......................................13

   4.1 Unterrichtsstörungen 13

   4.1 Bestrafungen 14

5 Möglichkeiten im Rahmen des Prüfungsrecht bei Rücktritt und Täuschung........16

   5.1 Rücktritt...16

   5.2 Täuschung...16
      5.2.1 Beweislast...17
      5.2.2 Plagiate 17

Literaturverzeichnis...18

Gendererklärung

Aus Gründen der besseren Lesbarkeit wird auf genderspezifische Sprachformen in dieser Arbeit verzichtet. Die Verwendung des generischen Maskulin impliziert immer sämtliche Personenbezeichnungen gleichermaßen, schließt also jedwedes Geschlecht mit ein (männlich/ weiblich/ divers).

Tabellenverzeichnis

Tabelle 1 - Ausfertigungsdatum der Heilberufe 6

Abkürzungen

BGB ....Bürgerliches Gesetzbuch

GG .... Grundgesetzt

HebG ....Hebammengesetzt

HebStPrV.. Studien- und Prüfungsverordnung für Hebammen

MGEPA..Ministerium für Gesundheit, Emanzipation, Pflege und Alter

MPhG .... Gesetz über die Berufe in der Physiotherapie)

MTA-APrV Ausbildungs- und Prüfungsverordnung für technische Assistenten in der Medizin

MTAG .... Gesetz über technische Assistenten in der Medizin

NotSan-APrV ....Ausbildungs- und Prüfungsverordnung für Notfallsanitäterinnen und Notfallsanitäter

NotSanG .... Gesetz über den Beruf der Notfallsanitäterin und des Notfallsanitäters

PflAPrV .... Ausbildungs- und Prüfungsverordnung für die Pflegeberufe (Pflegeberufe-Ausbildungs- und -Prüfungsverordnung

PflBG .... Gesetz über die Pflegeberufe

PhysTh-APrV .... Ausbildungs- und Prüfungsverordnung für Physiotherapeuten

1 Darstellung der aktuellen gesetzlichen Grundlagen der Gesundheitsfachberufe

Im weitesten Sinne können alle Berufe, die sich mit Thema Gesundheit befassen, als Gesundheitsberufe betrachtet werden. Eine allgemeine Definition des Begriff Gesundheitsberuf gibt es nicht (Bundesgesundheitsministerium, 2020). Geregelte Berufe sind durch Bundesrecht oder Landrecht verankert und können somit als sogenannte staatlich anerkannte Berufe bezeichnet werden. Die Gesetzgebungskompetenz des Bundes bezieht sich dabei auf die Bereiche Heilberufe, Berufe nach Berufsbildungsgesetz sowie Berufe nach Handwerksordnung (Bundesgesundheitsministerium, 2020). Entsprechend gelten alle anderen zu den nicht geregelten Berufen. Der Bund darf die Zulassung zu den ärztlichen (inkl. tierärztlichen) und anderen Heilberufen nach Artikel 74 Absatz 1 Nummer 19 Grundgesetz regeln. Berufe, die die Heilung von Krankheiten sowie medizinisch-helfende Behandlung und Betreuung von Patienten verfolgen, zählen zu den Heilberufen, die beim Bundesgesundheitsministerium eingesehen werden können. Die folgende Arbeit beschränkt sich daher auf die geregelten Gesundheitsfachberufe Notfallsanitäter, Hebammen, Pflegefachkräfte, Physiotherapeuten und Medizinisch-technische-Assistenten und stellt diese unter den vorgegebenen Fragestellungen gegenüber. Das Führen der Berufsbezeichnung geregelter Heilberufe erfordert die Erlaubnis zur Führung der Berufsbezeichnung. Ein Verstoß kann als Straftat oder Ordnungswidrigkeit geahndet werden. Nach Antragstellung und Nachweis über die Absolvierung der Ausbildung und bestehen der staatlichen Prüfung, erhält der Antragsteller die Erlaubnis zur Führen der Berufsbezeichnung (Bundesgesundheitsministerium, 2020). Diese gehören ebenfalls zu den reglementierten Berufen der europäischen Richtlinie 2005/36/EG, wodurch die Berufsqualifikation in den Mitgliedsstaaten der EU anerkannt wird, wobei es zwischen Heilberufen mit automatischer Anerkennung und Heilberufen mit Anerkennung durch Ausbildungsvergleich und/ oder Ausgleichsmaßnahmen unterschieden werden muss (Bundesgesundheitsministerium, 2020). Die oben genannten Heilberufe unterliegen Ausbildungs- und Prüfungsverordnungen, die in ihrer Aktualität sehr unterschiedlich sind. Dabei stellt die Studien- und Prüfungsverordnung für Hebammen (HebStPrV) und dem Hebammengesetz von 2020 die aktuellste, gesetzliche Grundlage eines Heilberufs dar, während das Gesetz über technische Assistenten in der Medizin (MTAG) von 1993 mit der Ausbildungs- und Prüfungsverordnung für technische Assistenten in der Medizin (MTA-APrV) von 1994 die ältesten Rechtsgrundlagen der Heilberufe ausweist (vgl. Tabelle 1).

Tabelle 1 - Ausfertigungsdatum der Heilberufe

Heilberuf	Gesetzte Grundlage	Ausbildungsregelung
Hebammen	Hebammengesetzt (2020)	Studien- und Prüfungsverordnung für Hebammen (HebStPrV, 2020)
Pflegefachmann	Gesetz über die Pflegeberufe (PflBG, 2017)	Ausbildungs- und Prüfungsverordnung für die Pflegeberufe (PflAPrV, 2018)
Notfallsanitäter	Gesetz über den Beruf der Notfallsanitäterin und des Notfallsanitäters (NotSanG, 2013)	Ausbildungs- und Prüfungsverordnung für Notfallsanitäterinnen und Notfallsanitäter (NotSan-APrV, 2013)
Physiotherapeuten	Gesetz über die Berufe in der Physiotherapie (MPhG, 1994)	Ausbildungs- und Prüfungsverordnung für Physiotherapeuten (PhysTh-APrV, 1994)
Technische Assistenten in der Medizin	Gesetz über technische Assistenten in der Medizin (MTAG, 1993)	Ausbildungs- und Prüfungsverordnung für technische Assistenten in der Medizin (MTA-APrV, 1994)

Quelle: Deutsche Bundesregierung, 2020

Es lässt sich feststellen, dass die Ausbildungsziele komplexer werden und sich zunehmend an wissenschaftlichen Prozessen im Sinne einer evidenzbasierten Medizin orientieren. So findet sich in der NotSan-APrV mehrfach die Formulierung *entsprechend dem aktuellen Stand von Wissenschaft und Technik* und in der PflAPrV die Formulierung *auf Grundlage von wissenschaftlichen Erkenntnissen*. Es zeigt sich ebenfalls ein zunehmender Transformationsprozess in Richtung Hochschulausbildung. Die Ausbildung zur Hebamme stellt hier den ersten Heilberuf dar, der 2020 mit der Studien- und Prüfungsverordnung einen Bachelorabschluss für einen Heilberuf festlegt. §7 NotSanG beschreibt ein Modellvorhaben einer Hochschulausbildung, mit dem Ziel, „der Weiterentwicklung des Berufs des Notfallsanitäters im akademischen Bereich unter Berücksichtigung der berufsfeldspezifischen Anforderungen". So sehen Koch und Weber (2017) durch die wissenschaftlichen Kompetenzen der akademisch qualifizierten Notfallsanitäter eine Veränderung und Stärkung der rettungsdienstlichen Versorgung hinzu einer evidenzbasierten Notfallmedizin. Der Wissenschaftsrat hat vor dem Hintergrund der komplexen Aufgabenbereiche der Pflege, der Therapieberufe und der Geburtshilfe angemerkt, dass die übliche Ausbildung an berufsbildenden Schulen nicht ausreicht, um die erforderlichen Fähigkeiten und Kompetenzen zu vermitteln und empfahl daher, das Fachpersonal künftig an Hochschulen auszubilden (Wissenschaftsrat, 2012).

2 Vergleich zentraler Aspekte der gesetzlichen Grundlagen unterschiedlicher Gesundheitsfachberufe

Im folgenden Abschnitt werden die Gesundheitsfachberufe unter den Ausbildungsaspekten Anforderungen an die Schule, Zugangsvoraussetzungen für die Ausbildung, Ausbildungsziel, Erteilung der Berufserlaubnis und Anrechnung von Fehlzeiten gegenübergestellt, wobei unter Ausbildung in diesem Zusammenhang auch das Hebammenstudium gemeint ist.

2.1 Anforderungen an die Schule

Die Anforderungen an die Schule unterscheiden sich bei den Gesundheitsfachberufen in diversen Aspekten und Qualität.

2.1.1 Notfallsanitäter

Für die Notfallsanitäter sind die entsprechenden Anforderungen in §6 NotSanG geregelt. Die Anerkennung der Schule und Genehmigung der Lehrrettungswache erfolgt durch die zuständige Behörde. Eine Anerkennung durch die Behörde kann erfolgen, wenn die Mindestanforderungen nach §6 Absatz 2 Satz 1-4 NotSanG erfüllt sind. Folgende Mindestanforderungen müssen erfüllt sein: die Leitung der Schule obliegt einer qualifizierten Fachkraft mit Hochschulausbildung. Lehrkräfte bedürfen eines Hochschulabschlusses, sowie pädagogischen Qualifizierungen. Hier ist anzumerken, dass die Bundesländer selbst entscheiden, welche Bachelor- oder Masterstudiengänge anerkannt werden (Karutz, 2014). Das Referat Rettungswesen des Ministerium für Gesundheit, Emanzipation, Pflege und Alter des Landes Nordrhein-Westfalen (MGEPA) (2015) gibt vor, dass das Lehrpersonal ein abgeschlossenes Hochschulstudium hat, sowie einem Nachweis von Berufspädagogik erbringt. Folglich ist ein pädagogischer Hochschulabschluss nicht notwendig, d.h. ein Ingenieur mit 200 Stunden Praxisanleiter erfüllt diese Anforderung ebenfalls. Die Schule muss über eine ausreichende Anzahl an Lehrkräften im Verhältnis zur Anzahl der Ausbildungsplätze verfügen, sowie ausreichend Raum, Einrichtungen und Lehr-/ Lernmittel zur Verfügung haben. Für die Prüfungen ist sicherzustellen, dass die praktische Ausbildung gemäß NotSan-AprV, an von der Behörde genehmigten, Lehrrettungswachen und Krankenhäusern erfolgt.

2.1.2 Pflege

Für Pflegeschulen gibt das PflBG in §9 Mindestanforderungen vor. Die hauptberufliche Schulleitung muss eine „pädagogisch qualifizierte Person mit einer abgeschlossenen Hochschulausbildung auf Master- oder vergleichbarem Niveau" (§9 Absatz 1 Satz 1 PflBG) sein. Im Bereich der Pflegeausbildung wird eine angemessene Zahl fachlich und pädagogisch Qualifizierter Lehrkräfte gefordert, die insbesondre für den theoretischen Unterricht einen pflegepädagogischen Hochschulabschluss auf Master-Niveau haben und für den praktischen Unterricht einen pflegepädagogischen Hochschulabschluss nachweisen müssen (§9 Absatz 1 Satz 2 PflBG). Eine Konkretisierung dieser Angemessenen Zahl gibt §9 Absatz 2 PflBG vor, indem mindestens eine Vollzeitlehrkraft für 20 Ausbildungsplätze vorgesehen ist. Die kostenlose Bereitstellung von Räumen und Lehr-/Lernmitteln wird in §9 Absatz 1 Satz 3 geregelt. Durch Landesrecht können nähere Anforderungen zu den in §9 Absatzen 1-2 PflBG bestimmt werden, sowie weitere Anforderungen festgelegt werden (§9 Absatz 1 Satz 3 PflBG). „Die Pflegeschule trägt die Gesamtverantwortung für die Koordination des Unterrichts mit der praktischen Ausbildung" [und überprüft] ob der Ausbildungsplan für die praktische Ausbildung den Anforderungen des schulinternen Curriculums entspricht" (§10 Absatz 1 PflBG) und kann eine Anpassung vom Träger der Ausbildung verlangen. Eine Kontrolle der praktischen Ausbildung erfolgt durch das Führen eines Ausbildungsnachweises durch die Auszubildenden, wobei die beteiligten Einrichtungen bei der Durchführung unterstützen (§10 Absatz 2 PflBG).

2.1.3 Hebammen

Im Rahmen des Transformationprozesses zur Hochschulausbildung der Gesundheitsfachberufe stellt das HebG aktuell eine Sonderposition dar, da die Ausbildung mit einem Hochschulabschluss, bis auf wenige Ausnahmen mit Masterniveau, auf Bachelorniveau endet. Damit erhalten die Absolventen die nach §20 Absatz 1 HebG nötige Voraussetzung des akademischen Grades auf Bachelorniveau, um als Lehrende zu arbeiten. Die Erlaubnis zur Führung der Berufsbezeichnung Hebamme ist ergänzend dazu Voraussetzung für die Studiengangsleitung (§20 Absatz 2 HebG). Die Gesamtverantwortung der Koordination der Lehrveranstaltungen und Praxiseinsätze obliegt der Hochschule (§22 HebG Absatz 1 HebG). Die mit der Hochschule kooperierende Praxiseinrichtung verantwortet nach §15 Absatz 1 HebG die Durchführung der berufspraktischen Einsätze, wenngleich die Gewährleistung der Praxisbegleitung der Hochschule obliegt (§17 Absatz 1 HebG).

2.2 Zugangsvoraussetzungen für die Ausbildung

Eine gesundheitliche Eignung zur Ausübung des angestrebten Berufs ist Zugangsvoraussetzung zur Ausbildung, wobei das PflBG einen solchen Passus nicht aufweist, die gesundheitliche Eignung aber in §2 Absatz 1 Satz 3 zur Erteilung der Erlaubnis zum Führen der Berufsbezeichnung vorschreibt. Eine 10-jährige Schulbildung mit mittlerer Reife oder alternativ ein Hauptschulabschluss und abgeschlossener, mindestens zweijähriger Berufsausbildung sind ebenfalls als Zugangsvoraussetzung vorgeschrieben, wobei gleichwertige Schulbildungen Anerkennung finden. Mit einer 12-jährigen Schulbildung oder verallgemeinert mit einer abgeschlossenen, dreijährigen Pflegeausbildung stellt auch hier die Hebammen-Ausbildung eine Ausnahme dar (§10

8

Absatz 1 Satz 1 Buchstabe b HebG).

2.3 Ausbildungsziele

Im Vergleich der beschriebenen Ausbildungsziele lässt sich die Veränderung in 27 Jahren Ausbildung von Gesundheitsfachberufen von Fächern oder wissenschaftlichen Disziplinen hin zu Kompetenzen bzw. berufsorientierten Themen erkennen. Zum Bildungsauftrag der Berufsschule gehört die Befähigung der Schüler, Aufgaben im Beruf zu lösen und die Gesellschaft nachhaltig mitzugestalten, indem die Grundlage Lernfelder darstellen und nicht mehr die fachwissenschaftliche Theorie (Kultusministerkonferenz, 2018). Folglich beschreiben die aktuellen Gesetze die Ausbildungsziele in Form von Kompetenzen, die die Schüler erwerben sollen. Die fachlichen Kompetenzen werden ebenso beschrieben, wie die personalen Kompetenzen und insbesondere die Befähigung, in ihren jeweiligen Berufssituationen, selbstständig und eigenverantwortlich zu handeln (§4 NotSanG, §5 Absatz1 PflBRefG und §9 Absatz1 HebG). Ergänzend werden Hebammen im Studium dazu befähigt, ihre Berufsentscheidungen auf Grundlage einer evidenzbasierten Medizin zu treffen und ihre Personal- und Fachkompetenz fortlaufend weiterzuentwickeln (§9 Absatz 1 HebG). Hier zeigt sich auch, das durch den Bologna-Prozess ebenfalls an den Hochschulen ein Wechsel weg von wissenschaftlichen Fächern hinzu Strukturen beruflichen Handelns stattgefunden hat (Widulle, 2009). Bei den medizinisch-technischen Assistenten und Physiotherapeuten sind die Ausbildungsziele auf Grund des Alters der Gesetzte noch mit Tätigkeiten als Ausbildungsziele versehen, zu denen die Auszubildenden befähigt werden sollen (§3 PhMG und §3 MTAG).

2.5 Anrechnung von Fehlzeiten

Die Anrechnung von Fehlzeiten wirkt auf den ersten Blick in die Gesetzte annähernd ähnlich, unterscheiden sich jedoch bei genauerer Betrachtung deutlich. Allen Gesetzten identisch ist, dass Urlaub bzw. Ferien angerechnet werden. Weiterhin angerechnet werden Fehlzeiten, die der Schüler nicht selbst verschuldet, wie beispielsweise Krankheit oder Schwangerschaft. Bei der Angabe der Höhst Fehlzeiten zeigen sich jedoch erste Unterschiede. Sowohl Notfallsanitäter-Auszubildende wie auch die Pflege-Auszubildende dürfen jeweils 10% des theoretisch-praktischen Unterrichts, wie auch 10% der praktischen Einsätze fehlen, wobei auch durch Schwangerschaft maximal 14 Wochen nicht überschritten werden dürfen (§10 NotSanG und §13 PflBG). Hier darf kritisch hinterfragt werden, inwieweit eine erfolgreiche Ausbildung somit möglich ist, da die Umsetzung des Mutterschutzgesetztes in diesen Bereichen, beispielsweise ein Infektionsrisiko zu vermeiden, auch mit einer Gefährdungsbeurteilung kaum Spielraum lässt, kein generelles Beschäftigungsverbot zu verhängen. Bei den älteren Gesetzen der medizinisch-technischen Assistenten und Physiotherapeuten beträgt diese Fehlzeit 12 Wochen (§6

MTAG, §11 MPhG). Allen gemein ist wieder, dass die zuständige Behörde über die angegebenen Fehlzeiten hinausgehenden Zeiten berücksichtigen kann, wenn das Ausbildungsziel nicht gefährdet wird. Bei den Hebammen legen die jeweiligen Prüfungsordnungen der Hochschulen die weiteren Voraussetzungen für die Zulassung zur Prüfung fest (§18 Absatz 2 HebStPrV). Die Zulassung zur staatlichen Prüfung der Hebammen müssen die Studierenden jedoch nachweisen, dass sie die notwendigen praktischen Tätigkeiten ausgeübt haben, in dem ein Tätigkeitsnachweis vorgelegt wird.

2.4 Voraussetzungen für die Erteilung der Berufserlaubnis

Allen der genannten Gesetze der Gesundheitsberufe ist gemein, dass eine gesundheitliche Eignung für die Ausübung des Berufs Voraussetzung ist, um die Erlaubnis zum Führen der Berufsbezeichnung zu erhalten. Weiterhin ist die Ausbildungszeit zu absolvieren und die Prüfung zu bestehen. Ebenso darf sich der Antragsteller keines Fehlverhalten schuldig gemacht haben, aus dem sich die Unzuverlässigkeit zur Ausübung des Berufes ableiten lässt. Erforderliche Kenntnisse der deutschen Sprache werden ebenfalls in den Gesundheitsfachberufen gefordert. Es lässt sich also zusammenfassend sagen, dass für die Erteilung zur Berufserlaubnis kaum Unterschiede bestehen.

3 Erläuterung zu vorbehaltenen Tätigkeiten unterschiedlicher Gesundheitsfachberufe

Die geregelten Gesundheitsfachberufe stellen im Sinne eines amtlichen Berufsbildes sicher, dass die Personen, die die Erlaubnis zum Führen der Berufsbezeichnung, eine gleiche Berufsausbildung und Kompetenzen vorweisen können. Folglich wird die Berufsbezeichnung geschützt, nicht jedoch die Berufsausübung (Hundenborn, 2017). Maßgeblich liegt dies an der Gesetzgebungskompetenz des Bundes für Heilberufe nach Artikel 74 Absatz 1 Nummer 19 GG, der die Zulassung zum Beruf regelt, jedoch keine Regelungen zur Berufsausübung vorsieht. Der grundlegende Konflikt bei den Gesundheitsfachberufen findet sich in Kombination mit der Heilkunde wieder, da diese „jede berufs- oder gewerbsmäßig vorgenommene Tätigkeit zur Feststellung, Heilung oder Linderung von Krankheiten, Leiden oder Körperschäden bei Menschen" (§1 Absatz 2 Heilpraktikergesetz) nur für Personen mit der Berufsbezeichnung Arzt gilt (Wissenschaftsrat, 2012).

Bis 2017 gab es lediglich zwei Ausnahmen von dieser Regelung im Gesundheitswesen, die als *vorbehaltene Tätigkeit* gesetzlich geregelt waren: Hebammen und medizinisch-technische Assistenten. Die Leistung der Geburtshilfe als vorbehaltene Tätigkeit für Hebammen wurde in §4 Absatz 1 HebG geregelt. Somit ist die Leistung zur Geburtshilfe außer Ärzten nur Hebammen erlaubt. Ergänzend haben Ärzte die Pflicht, bei einer Geburt grundsätzlich eine Hebamme hinzuzuziehen (§4 Absatz 3 HebG). In den verschiedenen Zweigen der medizinisch-technischen Assistenten werden unterschiedliche vorbehaltene Tätigkeiten geregelt (§9 MTAG), wie beispielsweise Tätigkeiten in der radiologischen Diagnostik (§9 Absatz 1 Satz 2 Buchstabe a MTAG) oder der Mitwirkung in der Strahlentherapie (§9 Absatz 1 Satz 2 Buchstabe b MTAG). Limitiert wird jedoch die Ausübung von „Tätigkeiten, deren Ergebnisse der Erkennung einer Krankheit und der Beurteilung ihres Verlaufs dienen, dürfen [...] nur auf ärztliche, zahnärztliche oder tierärztliche oder auf Anforderung einer Heilpraktikerin oder eines Heilpraktikers ausgeübt werden (§9 Absatz 3 MTAG). Ergänzend kam 2017 der Beruf des Pflegefachmanns hinzu. Pflegerische Aufgaben, wie die Erhebung und Feststellung des individuellen Pflegebedarfs, die Organisation, Gestaltung und Steuerung von Pflegeprozessen und die Analyse, Evaluation, Sicherung und Qualitätsentwicklung der Pflege ist hiernach allein den Pflegefachkräften vorbehalten (§4 PflBG). In Bezug auf das Gesetz zur Reform der Pflegeberufe von Juli 2017 beschreibt Hundenborn (2017), das vorbehaltene Tätigkeiten nur von besonders ausgebildeten und autorisierten Berufsgruppen durchgeführt werden dürfen, da diese in besonderem Maße verantwortungsvoll sind und eine spezielle fachliche Beurteilung besitzen. Es darf davon ausgegangen werden, dass diese besondere fachliche

Kompetenz und verantwortungsvolles berufliches Handeln auch auf den Personenkreis der Physiotherapeuten und Notfallsanitäter angewendet werden kann. Jedoch haben diese beiden Berufsgruppen, insbesondere das relativ junge Berufsbild des Notfallsanitäters, keine gesetzlich verankerten vorbehaltenen Tätigkeiten. Notfallsanitäter dürfen heilkundliche Maßnahmen eigenständig Durchführen, die vom Ärztlichen Leiter Rettungsdienst/ verantwortlichen Ärzten „bei bestimmten notfallmedizinischen Zustandsbildern und -situationen standardmäßig vorgegeben, überprüft und verantwortet werden" (§4 Absatz 2 Satz 2 Buchstabe c NotSanG). Zu beachten gilt hier, dass der Bundesgesetzgeber das Ausbildungsziel in §4 NotSanG regelt, setzt aber keine Befugnis zur Ausübung der Heilkunde und damit auch keine Ausnahme vom Heilkundevorbehalt fest. Nach §4 Absatz 2 Satz 2 Buchstabe c NotSanG soll der Notfallsanitäter im Einsatzdienst regelhaft heilkundliche Maßnahmen durchführen können. Dabei soll der rechtfertigende Notstand (§4 StGB) als Auslegungshilfe herangezogen werden (Bundesrat, 2019).

4 Unterrichtsstörungen und Bestrafungen im Unterricht

Die Zusammenkunft vieler Beteiligter in der Schule führt zwangsläufig zu Störungen, da jedes Individuum eigene Bedürfnisse hat und es zu Kollisionen kommt (Lehmann-Schaufelberger, 2009). Die Vielzahl möglicher Faktoren von Störungen machen es unmöglich, diese im Unterricht gänzlich zu vermeiden, das Ziel sollte es aber sein, Störungen zu minimieren (Lehmann-Schaufelberger, 2009).

4.1 Unterrichtsstörungen

Patentrezepte für die Lösung und Prävention für Disziplinkonflikte und Unterrichtsstörungen gibt es nicht. Das Repertoire an Möglichkeiten wird im Verlauf der Berufserfahrung von Lehrkräften zunehmend durch Erfahrung erweitert und können somit effektiver angewendet werden (Wollenweber, 2013). Dennoch sind Grundsätze der Konfliktlösung sinnvoll. Es lassen sich vier Kategorien von Schülerstörungen benennen: verbale Störungen, mangelnder Lerneifer, motorische Unruhe und aggressives Verhalten (Wollenweber, 2013, zitiert nach Eder, Fartacek und Mayr). Neben den Schülern können jedoch auch Verhaltensweisen und Eigenschaften von Lehrkräften Ursache für Unterrichtsstörungen sein, die in drei Eben eingeteilt werden können: Beziehungs- und Kommunikationsebene, Unterrichtsgestaltung und Verhaltenskontrolle (Wollenweber, 2013, zitiert nach Lohmann). Dieser personelle Kontext, zwischen den Individuen einer Schulgemeinschaft, hat also Einfluss auf das Auftreten von Störungen (Nolting, 2017). Gleichzeitig kann aber auch der situative Kontext eine Rolle spielen, wie beispielsweise die Unterrichtsgestaltung. Folglich kommt der Lehrkraft bei der Vermeidung von Störungen eine wichtige Bedeutung zu (Nolting, 2017). Die Handlungsmöglichkeiten bei Unterrichtsstörungen lassen sich dabei in präventive und intervenierende Maßnahmen unterteilen (Wollenweber, 2013). Was ist aber eine Unterrichtsstörung? Eine Orientierung an objektiven Kriterien ist kaum möglich, da die Bewertung der Störung anhand persönlicher Maßstäbe erfolgt (Lehmann-Schaufelberger, 2009). Diese persönlichen Maßstäbe orientieren sich dabei an einem Normensystem, welches alle jene Regeln enthält, die die Menschen zum Überleben in ihrer Umwelt brauchen oder in für sich als wichtig erachten und wertet werden, was erlaubt und was verboten ist und ordnet es einem Regelsystem zu, mit den Kategorien *gut* oder *schlecht* (Schwarz, 2014). Eine Möglichkeit zur Objektivierung ist die Entscheidung, ob eine Störung als normativ oder funktional eingestuft werden kann (Nolting, 2017). Die normativen Unterrichtsstörungen sind Verhaltensweisen, die eben diese geltenden Regeln missachten, auch wenn zuletzt das subjektive Empfinden der Lehrkraft bei der Bewertung von Verhalten eine Rolle spielt (Nolting, 2017). Bei den funktionalen Unterrichtsstörungen handelt sich nach Nolting (2017) um Verhaltensweisen, die die geplante Unterrichtsführung behindern. Unabhängig davon, ob die Lehrkraft oder der Schüler in ihrer aufgabenbezogenen Aktivität beeinflusst werden oder nur die vom Störer aufgabenbezogene Aktivität beeinflusst wird. Die Definition einer Unterrichtsstörung von Lehmann-Schaufelberger (2009, S. 15) ist daher allgemeiner gefasst: „Eine Störung liegt dann vor, wenn der Lernprozess unterbrochen wird". Aus der von Ruth Cohn (1994) entwickelte themenzientriete Interktion stellt Störungen in den Fokus, denn *Störungen haben Vorrang*. Beispielsweise sollten Seitengespräche als Aufforderung angenommen werden. Die Annahme hierbei ist, dass Störungen nicht geschehen, wenn sie nicht wichtig sind.

4.1 Bestrafungen

Bestrafung soll zu einer Verhaltensänderung führen, indem der Täter davon abgehalten werden, Handlungen zu wiederholen und andere abzuschrecken (Lehmann-Schaufelberger, 2009). Lehrkräfte die Bestrafen, sind für Schüler keine guten Modelle für die Lösung von Konflikten (Lehmann-Schaufelberger, 2009). Unter dem Gesichtspunkt der Normensysteme treten also Normierungs- und Bestrafungskonflikte zwangsläufig auf, wenn ein Gruppenmitglied gegen die Spielregeln verstößt. Das Ziel der Bestrafung ist folglich die Wiederherstellung der Norm und Integration des einzelnen in die Gruppe (Schwarz, 2014). Die Unterscheidung in der Verfolgung zweier Ansätze beschreiben Kostorz & Schlosser (2014) zum einen als pädagogische Maßnahme, im Sinne eines Erziehungsmittels und zum anderen, als Maßnahme zur Aufrechterhaltung der Ordnung. Doch welche Legitimation hat die Berufsfachschule, bei ihren Schülern noch einen Erziehungsauftrag wahrzunehmen? Nach einer mindestens 10-jährigen Schulbildung und der Annahme, der Schüler sei mit sechs Jahren eingeschult worden, liegt das theoretische Mindestalter bei 16 Jahren. Nimmt man die Zahlen des statistischen Bundesamtes über die Anzahl der Auszubildenden zum Stichtag des 31.12.2018 zeigt sich, dass von den insgesamt 1.330.764 Auszubildenden 67% zwischen 18 und 22 Jahre alt waren, 19% waren 23 Jahre oder Älter und lediglich 14% waren jünger als 18 Jahre.

Es handelt sich also überwiegend formaljuristisch um Erwachsene (§2 BGB). Das Bibliographisches Institut (2020) beschreibt im Duden den Begriff erziehen in diesem Zusammenhang als Bildung und Entwicklungsförderung von Geist und Charakter, insbesondere eines Kindes oder zur Anleitung zu einem bestimmten Verhalten. Die Förderung der Persönlichkeit eines Menschen kann durch Erziehung begünstigt werden und somit „das Gefüge der psychischen Dispositionen [...] verbessern" (Gudjons, 2003, zitiert nach Brezinka, 1990). Die Befähigung zur Mitgestaltung der Gesellschaft in sozialer, ökonomischer und ökologischer Verantwortung ist durch die Kultusministerkonferenz (2019) als Aufgabe für die Berufsschulen ausgelegt worden, wodurch sich insbesondere der Erziehungsauftrag im Bereich des sozialen Gefüges einer Gesellschaft legitimieren lässt, um eine selbstbestimmte Teilhabe an der Gesellschaft zu unterstützen (Kultusministerkonferenz, 2019). Beispielhaft für die Aufrechterhaltung der Ordnung kann hier der Ausschluss störender Schüler in der aktuellen Unterrichtssequenz betrachtet werden. Rechtlich ausschlaggebend ist dabei jedoch, dass die Störung das Recht der anderen Schüler auf Unterricht beeinträchtigen (Kostorz & Schlosser, 2014). Sofern die Schüler das 18 Lebensjahr vollendet haben, verstößt die Lehrkraft nicht gegen ihre Aufsichtspflicht und bei jüngeren Schülern sollte eine klare Verhaltensaufforderung erfolgen (Kostorz & Schlosser, 2014). Eine Bestrafung muss transparent sein, so dass der Schüler den Grund für die Strafe durch präzise Formulierung versteht und dass die Strafe vor ihrer Durchsetzung angekündigt wurde. Folglich muss dem Schüler klar sein, welche Verhaltensweisen zu einer Bestrafung führen (Lehrerfreund.de, 2009). Kommunizierte oder gar gemeinsam aufgestellte Regeln stellen dabei eine Grundlage dieser Transparenz dar. Die Verhältnismäßigkeit der Strafe stellen Kostorz und Schlosser (2014) als wichtig heraus, so dass diese dem Vergehen angemessen ist und möglichst einen Unterrichtsbezug aufweist. Weitergehende Bestrafungen stellen die Ordnungsmaßnahmen dar. Diese förmlichen Verfahren können in der Regel nur vom Ausbildungsträger umgesetzt werden, wodurch diese nicht als direkte Sanktionen seitens der Lehrkraft angewendet werden kann. Beispielhaft kann hier die Maßnahme des vorübergehenden Ausschluss vom Unterricht genannt werden (Kostorz & Schlosser, 2014). Sofern die Auszubildenden ihrer Pflicht zur Mitwirkung an der Erreichung des Ausbildungsziels durch die Störungen nicht nachkommen, können von Seiten des Ausbildungsträgers sogenannte ausbildungsrechtliche Maßnahmen in Betracht gezogen werden (Kostorz & Schlosser, 2014), wie Abmahnungen oder die Kündigung aus wichtigem Grund. In der Praxis ist eine wirksame Kündigung kaum vorstellbar, da der Ausbildungsträger verpflichtet ist, „alle anderen geeigneten Maßnahmen zu ergreifen, um eine Verhaltensänderung bei der Schülerin bzw. dem Schüler zu bewirken" (Kostorz & Schlosser, 2014, S. 125).

Stets zu beachten ist, das die Sanktion verhältnismäßig ist, wobei das mildeste Mittel zur adäquaten Ahndung Anwendung finden soll (Kostorz & Schlosser, 2014, zitiert nach Böhm 2006).

5 Möglichkeiten im Rahmen des Prüfungsrecht bei Rücktritt und Täuschung

Die jeweiligen Ausbildungs- und Prüfungsordnungen der einzelnen Berufe legen das Vorgehen bei Täuschung oder Täuschungsversuchen in Bezug auf Prüfungen, ebenso wie Regelungen zum Rücktritt von Prüfungen fest.

5.1 Rücktritt

Die Regelungen für den Rücktritt von einem Prüfungsteil finden sich in Ausbildungs- und Prüfungsverordnungen der genannten Gesundheitsfachberufe. Zu beachten gilt, dass ein Rücktritt nur unter schriftlicher Angabe des Grundes beim Vorsitzenden des Prüfungsausschusses erfolgen kann (§11 Absatz 1 NotSan-AprV, §20 Absatz 1 PflAPrV, §37 Absatz 1 HebStPrV, §8 Absatz 1 MTA-AprV, §8 Absatz 1 PhysTh-AprV). Liegt als Grund für den Rücktritt eine Krankheit vor, kann ein ärztliches Attest verlangt werden (§11 Absatz 2 Not- San-AprV, P§20, Absatz 2 PflAPrV, §37 Absatz 3 HebStPrV). Sofern der Vorsitzenden des Prüfungsausschusses den Rücktritt genehmigt, gilt der Prüfungsteil als nicht begonnen, andern falls gilt dieser als nicht bestanden (§11 Absatz 2-3 NotSan-AprV, §20 Absatz 2-3 PflAPrV, §37 Absatz 2-4 HebStPrV, §8 Absatz 1-2 MTA-AprV, §8 Absatz 1-2 PhysTh-AprV).

Die Rechtsprechung betont hier einheitlich, dass der Prüfling für die Einhaltung der rechtlichen Vorgaben verantwortlich ist und die Vorgaben der Prüfungsordnung zur Kenntnis nehmen muss (Brehm & Zimmerling, 2017), um einen missbräuchlichen Umgang mit dem Rücktrittrechts zu vermeiden. Das Oberverwaltungsgericht Münster sah ein starkes Anzeichen für einen solchen Missbrauch, in der abwartenden Geltendmachung der Prüfungsunfähigkeit, bis zum bekannt werden des nichtbestehen der Prüfung (Beschluss vom 07.11.2002; 14 A 2325/11). Sofern beim Prüfling eine offensichtliche Prüfungsunfähigkeit besteht, obliegt der Prüfungsbehörde eine Fürsorgepflicht, in der Annahme, der Prüfling könne sich in diesem Zustand nicht seiner Prüfungsfähigkeit klar werden, wobei der Rücktritt dennoch eindeutig vom Prüfling selbst erklärt werden muss (Brehm & Zimmerling, 2017).

5.2 Täuschung

Die jeweiligen Ausbildungs- und Prüfungsverordnungen regeln, dass der Prüfungsausschussvorsitzende bei einem Täuschungsversuch für den jeweiligen Prüfungsteil die Bewertung als „nicht ausreichend" erklären darf (§13 NotSan-AprV, §22 PflAPrV, §39 HebStPrV, §10 MTA-AprV §10 PhyTh-APRV), dabei ist es unerheblich, ob der Täuschungsversuch begangen oder versucht wurde (Brehm & Zimmerling, 2017). Bereits das Mitführen eines geeigneten Hilfsmittels in den Prüfungsraum ist als Wertung eines Täuschungsversuches ausreichend (Brehm & Zimmerling, 2017). Folglich ist die

Intension des Prüflings für ein geeignetes Hilfsmittel unbedeutend, wodurch sich beispielsweise ein Merkzettel für die Anreise zur Prüfung in der Jackentasche bereits als Täuschungsversuch werten ließe. Ebenfalls wird jedwede Art der Gemeinschaftsarbeit mit anderen Prüfungsteilnehmern als Täuschungsversuch gewertet (Brehm & Zimmerling, 2017).

5.2.1 Beweislast

Die angenommen Voraussetzungen einer Täuschung müssen durch die Prüfungsbehörde unter Verwendung materieller Beweise nachgewiesen werden (Brehm & Zimmerling, 2017, zitiert nach Niehues, Fischer und Jeremias, 2010). Dennoch finden allgemeine Regeln der Beweiserleichterung Anwendung, wie Beispielsweise der Anscheinsbeweis. Hierrunter fallen beispielsweise deutliche Ähnlichkeiten zu Lösungsskizzen. Eine Entkräftung eines solchen Anscheinsbeweis kann nicht allein durch die Möglichkeit eines andern Ablauf des Geschehens erfolgen, wie Brehm und Zimmerling (2017) argumentieren und bekräftigen, dass wenn eine nachvollziehbare und in sich stimmige Schilderung eines alternativen Geschehensablauf durch den Prüfling gelingt, der Prüfungsbehörde dann der sogenannte Vollbeweis zukommt.

5.2.2 Plagiate

Im Zuge der Akademisierung wird es auch im Bereich der Gesundheitsfachberufe vermutlich zu Aberkennungen von akademischen Titeln und damit der Prüfung durch Aufdeckung von Plagiaten kommen, da Brehm und Zimmerling (2017) im Sektor der Promotionen den Eindruck haben, das durch die softwaregestützte Analyse von wissenschaftlichen Arbeiten mehr Plagiatsfälle erkannt werden. Klagen vor Verwaltungsgerichten, im Zuge von Aberkennungen von Doktortiteln infolge von Plagiaten, bestätigen einheitlich die Entscheidungen zugunsten der Universitäten und der Aberkennung (Brehm & Zimmerling, 2017). Eine einheitliche Regelung über die Verjährung bei Bekanntwerden des Plagiates können Brehm und Zimmerling (2017) nicht benennen, verweisen aber auf das Urteil des Verwaltungsgericht Düsseldorf vom 20.03.2014 (15 K 2271/13, Rn 208 ff). Hier wurde eine Aberkennung des Doktortitels in einem länger zurückliegenden Fall bestätigt. Die Begründung richtet sich dabei auf die Nachhaltigkeit von wissenschaftlichen Arbeiten und der daraus zeitlich nicht einzugrenzenden fachlichen Bedeutung.

Literaturverzeichnis

Bibliographisches Institut GmbH. (2020). Duden | erziehen | Rechtschreibung, Bedeutung, Definition, Herkunft. Abgerufen 03.Juni 2020, von https://www.duden.de/rechtschreibung/erziehen#Bedeutung-1

Brehm, R., & Zimmerling, W. (2017). Aktualisiertes Manuskript des Prüfungsrechtsseminars. *Prüfungsrechtsseminars*. Frankfurt (Main): Rechtsanwälte Dr. Brehm & Dr. Zimmerling.

Bundesgesundheitsministerium. (2020). A - Z Gesundheitsberufe - Bundesgesundheitsministerium. Abgerufen 12.Juni 2020, von https://www.bundesgesundheitsministerium.de/themen/gesundheitswesen/gesundhe itsberufe/gesundheitsberufe-allgemein.html

Bundesrat. (2019). *Entwurf eines Gesetzes zur Änderung des Notfallsanitätergesetzes (Drucksache 428/19)*.

Cohn, R. C. (1994). *Von der Psychoanalyse zur themenzentrierten Interaktion : von der Behandlung einzelner zu einer Pädagogik für alle*. Klett-Cotta.

Deutsche Bundesregierung. (2020). Gesetze im Internet. Abgerufen am 14.Juni 2020, von http://www.gesetze-im-internet.de/index.html

Gudjons, H. (2003). *Pädagogisches Grundwissen: Überblick - Kompendium - Studienbuch* (8. Auflage). Bad Heilbrunn: Julius Klinkhardt.

Hundenborn, G. (2017). Gesundheits- und Krankenpflege – Ausbildung und Beruf. In S. Schewior-Popp, F. Sitzmann, & L. Ullrich (Eds.), *Thiemes Pflege: Das Lehrbuch für Pflegende in Ausbildung* (13. aktual, pp. 37–59). Stuttgart: Georg Thieme Verlag.

Karutz, P. D. H. (2014). Pädagogische Überlegungen zur Notfallsanitäter-Ausbildung: Kompetenzentwicklung der künftigen Notfallsanitäter. *RETTUNGSDIENST, 11,* 20–27. Abgerufen von http://www.skverlag.de/shop

Koch, S., & Weber, A. (2017). Zur Intention eines akademischen Studiengangs zum Notfallsanitäter: Die Theorie des geplanten Verhaltens nach Icek Ajzen im empirischen Test. *Notfall Und Rettungsmedizin, 20*(1), 38–44. https://doi.org/10.1007/s10049-016-0186-1

Kostorz, P., & Schlosser, D. (2014). *Praxis des Unterrichtens. Neue Pädagogische Reihe*. Brake: Prodos-Verlag

Kultusministerkonferenz. (2018). Handreichung für die Erarbeitung von Rahmenlehrplänen der Kultusministerkonferenz für den berufsbezogenen Unterricht in der Berufsschule und ihre Abstimmung mit Ausbildungsordnungen des Bundes für anerkannte Ausbildungsberufe. In *Bonn: KMK.* https://doi.org/10.1613/jair.301

Kultusministerkonferenz. (2019). *Rahmenvereinbarung über die Berufsschule* (Beschlussnummer 323).

Lehmann-Schaufelberger, D. (2009). *Richtig reagieren bei Störungen im Schulalltag : konkrete Massnahmen, erprobte Handlungsmuster ; Klasse 1-6.* AOL.

Lehrerfreund.de. (2009). 5 Tipps, wie man Schüler/innen richtig bestraft • Lehrerfreund. Abgerufen 03. Juni 2020 von: https://www.lehrerfreund.de/schule/1s/tipps-lehrer-bestrafen/3531

MGEPA NRW Referat Rettungswesen. (2015). *Ausführungsbestimmungen zur Ausbildung zur Notfallsanitäterin / zum Notfallsanitäter in Nordrhein-Westfalen Teil I.*

Nolting, H.-P. (2017). *Störungen in der Schulklasse ein Leitfaden zur Vorbeugung und Konfliktlösung.* Julius Beltz GmbH & Co. KG.

Schwarz, G. (2014). Konfliktmanagement - Konflikte erkennen, analysieren, lösen. In *Konfliktmanagement.* https://doi.org/10.1007/978-3-8349-4598-3

Widulle, W. (2009). Handlungsorientiert Lernen im Studium. In *Handlungsorientiert Lernen im Studium.* https://doi.org/10.1007/978-3-531-91855-6

Wissenschaftsrat. (2012). *Empfehlungen zu hochschulischen Qualifikationen für das Gesundheitswesen.* Berlin.

Wollenweber, K. U. (2013). *Disziplinprobleme im Schulalltag lösen 66 Maßnahmen zur Bewältigung von Unterrichtsstörungen.* Forum Verlag Herkert.

BEI GRIN MACHT SICH IHR WISSEN BEZAHLT

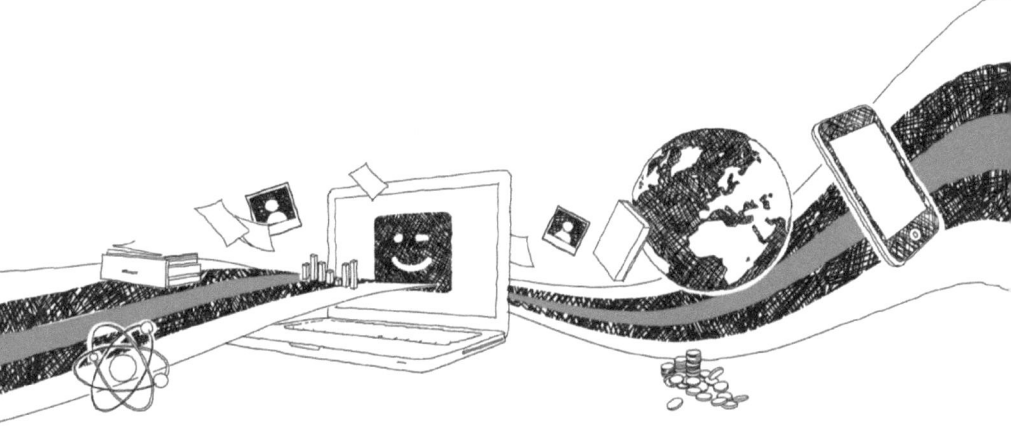

- Wir veröffentlichen Ihre Hausarbeit,
  Bachelor- und Masterarbeit

- Ihr eigenes eBook und Buch -
  weltweit in allen wichtigen Shops

- Verdienen Sie an jedem Verkauf

Jetzt bei www.GRIN.com hochladen
und kostenlos publizieren

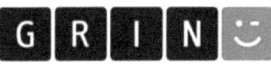